AF463514

SUR UNE

ARTHRITE SPÉCIALE DU PIED

AVEC DÉFORMATION

OBSERVÉE chez les VÉLOCIPÉDISTES

PAR

Le Docteur CH. LAVIELLE (de Dax)

Médecin de l'Etablissement Thermal des Baignots (à DAX)

Membre Correspondant de la Société d'Hydrologie Médicale de Paris

Médaille d'Argent de l'Académie de Médecine de Paris.

(Eaux minérales 1889)

PARIS

..ve DOIN, Editeur, 8, Place de l'Odéon, 8

1891

DU MÊME AUTEUR

Essai sur la Topographie Médicale du Canton de Dax
(Paris — 1879)

Essai sur les Erreurs Populaires relatives à la Médecine
(1883)

Quelques Mots sur l'Ethnographie Landaise
(1884)

Du Traitement du Rhumatisme noueux par les Boues Thermales de Dax (Paris — 1885)

Exposé de l'Hydrologie et de la Climatologie de Dax
(Dax — 1886)

Guide pittoresque et Médical du Baigneur à Dax
(1886)

Du Rhumatisme et des Dermatoses Rhumatismales, avec introduction du docteur E. Lanceraux, Médecin de l'Hôpital de la Pitié (Paris — O. DOIN — 1888)

Du Rhumatisme Chronique et de son Traitement thermal
(Paris — 1889)

Ouvrage honoré d'une médaille d'argent par l'Académie de Médecine de Paris.

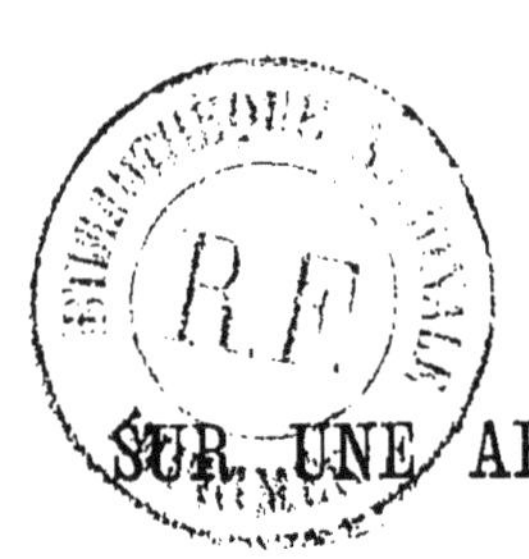

SUR UNE ARTHRITE SPÉCIALE DU PIED

Avec Déformation

OBSERVÉE CHEZ LES VÉLOCIPÉDISTES

PAR

LE Dr CH. LAVIELLE (DE DAX)

A MONSIEUR

LE DOCTEUR CONSTANTIN PAUL

Membre de l'Académie de Médecine

Médecin de l'Hôpital de la Charité. — Professeur agrégé

à la Faculté de Médecine

A *la bienveillance duquel je dois d'avoir pu observer et traiter la maladie qui fait l'objet de cette notice, et dont les précieux conseils m'ont si utilement guidé dans ce travail.*

Hommage de respectueuse reconnaissance.

Dr CH. LAVIELLE.

SUR

UNE ARTHRITE SPÉCIALE DU PIED

Avec Déformation

OBSERVÉE CHEZ LES VÉLOCIPÉDISTES

La profession, considérée en elle-même, et en mettant de côté les accidents auxquels elle expose, joue un certain rôle en pathologie ; c'est un fait si bien connu qu'il en est devenu banal. Les unes agissent indirectement sur certains appareils, en nécessitant tantôt une sédentarité qui retentit sur l'appareil digestif, tantôt un stationnement debout, longtemps prolongé, qui aura des conséquences funestes pour le système veineux. Par contre, il en est qui agissent directement, c'est-à-dire d'une manière plus manifeste, et dans ce groupe, à côté des professions proprement dites, on peut ranger les exercices physiques pratiqués soit par hygiène, soit dans tout autre. but, mais qui sont poussés assez loin pour devenir comparables à un métier.

Dans cette dernière catégorie, les unes agissent en provoquant des contacts répétés, soit septiques, et alors déterminant des inflammations, soit traumatiques, et provoquant des durillons, des bourses séreuses spéciales qui pourront s'enflammer. A un degré de plus, c'est-à-dire si la pression plus forte porte sur des parties plus résistantes, elle se traduira par des déformations véritables, atteignant même le squelette, comme il arrive chez les cordonniers, par exemple.

Dans une autre série de faits, et c'est alors surtout le résultat d'exercices, on arrive à déformer les articulations, tout au moins dans leur appareil ligamenteux, ou à développer le systéme musculaire. Mais il semble que, si ces exercices sont trop souvent répétés, s'ils nécessitent une durée prolongée de la contraction musculaire, il puisse se produire des troubles fonctionnels dont le plus connu est la *Crampe des écrivains.*

Parfois enfin, comme dans la tarsalgie des adolescents, plusieurs de ces éléments entrent en jeu et chacun d'eux se mélange si bien aux autres qu'il devient fort difficile de reconnaître le plus important d'entre eux et de faire à chacun la part qui lui revient.

Parmi les exercices physiques revenus en honneur à notre époque, il en est un qui se répand de plus en plus, étend chaque jour son domaine dans toutes les classes de la société : nous voulons parler du vélocipède. Il s'agit là d'un exercice qui devient violent, au moins dans certains cas et chez certains individus, qui n'emploient qu'un nombre de muscles assez restreint, mais nécessite, comme nous le dirons tout à l'heure, leur contraction prolongée. Il semble donc réunir une partie des conditions qui peuvent provoquer des troubles fonctionnels, et c'est sur ces troubles que nous désirons attirer l'attention. Bien entendu, nous n'envisageons pas l'usage modéré du vélocipède et, sans en faire, comme certains auteurs, une véritable panacée, nous le croyons utile à beaucoup d'égards; ce que nous dirons ne s'applique qu'à l'excès.

Nous n'avons pu jusqu'à ce jour réunir que deux observations personnelles, mais nous sommes certain d'en voir grossir le nombre, car quelques-uns de nos confrères à qui nous avons parlé de nos malades, nous ont dit avoir observé quelque chose d'analogue. Il s'agit d'une sorte de pied creux avec arthrite localisée à l'articulation du scaphoïde avec les cunéiformes et surtout à l'articulation de Chopart.

Avant d'entrer dans la description de ces troubles articulaires, nous signalerons une petite déformation beaucoup moins importante et d'ailleurs peu surprenante, mais qui, dans certains cas, pourrait devenir la source d'une petite complication. C'est un épaississement épidermique, un durillon localisé au niveau de la tête des métatarsiens, c'est-à-dire sur les points qui, le plus souvent, entrent en contact avec la pédale et agissent sur elle. On le trouve d'ordinaire très accentué sur la tête des deux métatarsiens extrêmes; plus rarement sur ceux du milieu, à moins que l'un d'eux ne fasse en bas une saillie plus marquée qu'à l'état normal, comme il arrive dans l'orteil en marteau. Dans tous les cas, on le trouve spécialement en dedans, sur la tête du premier métatarsien, ou mieux sur les sésamoïdes. Quelquefois même toute la région correspondant à cette articulation métatarso-phalangienne présente une augmentation de volume remarquable, étendue dans tous les sens, et qui pourrait tenir aussi à une irritation osseuse prolongée se traduisant par une sorte d'ostéo-périostite subaigüe. Nous croyons cependant qu'en général il n'y a dans ce point qu'un épaississement épidermique facile à expliquer ; c'est en effet cette partie du talon antérieur qui appuie le plus sur la pédale, comme il arrive d'ailleurs dans tous les cas où nous faisons de grands efforts musculaires avec point d'appui sur le pied. Il est probable que dans la profondeur il se produit, comme c'est de règle en pareil cas, une petite bourse séreuse qui, un jour, pourra s'enflammer et donner lieu ainsi à un durillon forcé, mais nous n'en avons pas encore constaté un seul cas.

Pour expliquer la pathogénie de la déformation du pied et l'apparition d'une arthrite, nous devons dire quelques mots de la position du pied par rapport à la pédale. Les vélocipédistes, à leurs débuts, appuient par l'intermédiaire de la voûte plantaire ; mais à mesure qu'ils progressent dans leur art, ils reportent ce point d'appui plus en avant, et finissent, au bout d'un certain temps, par faire reposer le pied par son talon antérieur, c'est-à-dire par la tête des métatarsiens et notamment celle du premier. Dans les courses de fond, devant se prolonger, le vélocipédiste revient à la position du débutant ; il n'obtient pas ainsi peut-être autant de vitesse, mais l'effort musculaire est moins considérable, et partant plus facile à maintenir longtemps. Dans ce cas, c'est surtout le triceps sural qui agit ; ce groupe musculaire étend en effet, avec une grande puissance, l'arrière-pied et la moitié externe de l'avant-pied, mais il n'exerce, pour ainsi dire, aucune action sur sa moitié interne. Il n'agit donc avec toute sa force que dans le cas où le pied repose sur la pédale par sa voûte, comme sur un étrier chaussé. Dans la course de vitesse, le pied reposera sur la pédale par la tête des métatarsiens, comme sur un étrier bien placé; dans ce cas, le triceps sural agit encore, mais son action est renforcée et complétée par celle d'un nouveau muscle, le long péronier latéral. Ce dernier agit surtout, lors de sa contraction, sur la partie interne de l'avant-pied qu'il tend à abaisser et à attirer en dehors. Ce dernier mouvement sera à peu prés totalement annulé par la rotation en dedans que tend à produire le triceps; et de l'union physiologique de ces muscles, résultera un vigoureux mouvement d'extension directe du pied qui se traduira par une propulsion plus rapide.

De plus, nous insisterons sur ce fait que la plupart du temps, le pied ne revient jamais à la flexion, ni même à la position moyenne ; il reste presque constamment placé dans un état d'extension plus ou moins active, ce qui explique bien la fatigue des muscles extenseurs.

Le premier malade qui nous a été adressé par M. le docteur Constantin Paul présentait une arthrite de l'articulation astragalo-scaphoïdienne. On constatait, en effet, un peu en arrière du milieu du bord interne du pied, point correspondant au tubercule du scaphoïde, un gonflement accompagné de rougeur qui s'étendait sur une certaine étendue de ce bord.

La tuméfaction des tissus rendait difficile l'exploration des saillies osseuses; mais on arrivait cependant à reconnaître en avant le tubercule du premier métatarsien ; en arrière, celui du scaphoïde. C'était surtout au niveau de ce dernier que les phénomènes inflammatoires présentaient leur maximum. Ils s'étendaient aussi sur la face dorsale du pied, où le gonflement était très notable, et en arrière ils s'avançaient sur tout le scaphoïde et diminuaient progressivement pour cesser tout à fait au voisinage de l'articulation tibio-tarsienne; ils étaient trés nets sur la moitié interne de cette face dorsale et cessaient avant d'avoir atteint le bord externe. En avant, ils se prolongeaient sur les trois cunéiformes et jusqu'à la base des métatarsiens, peu sur le premier, beaucoup plus sur le second et le troisiéme. C'est-à-dire que ces phénoménes répondaient tout à fait au trajet des synoviales, avec prédominance des symptômes dans la synoviale postérieure, c'est-à-dire dans la partie interne, astragalo-scaphoïdienne de l'articulation de Chopart.

Les parties malades étaient le siége de douleurs spontanées sourdes, avec exacerbations nocturnes surtout, provoquées par des spasmes des muscles de la région externe de la jambe. Ces secousses musculaires violentes se produisaient sans cause ou lors d'un léger mouvement; elles amenaient une grande rigidité du pied avec douleurs trés vives et un tremblement oscillatoire dont la durée variait. Ces douleurs étaient encore augmentées par la pression et par tous les mouvements provoqués ou volontaires, avec maximum au niveau des interlignes articulaires. Mais cette douleur présentait un caractére tout à fait spécial, que nous n'avons jamais observé dans les arthrites du pied, et qui, par suite, attira vivement notre attention; c'est que la marche amenait, au dire du malade, un un soulagement notable, sans que la tuméfaction subit d'ailleurs une amélioration correspondante.

A différentes reprises, nous avons trouvé de la fluctuation. Nous avons également cherché à obtenir, comme dans l'hydarthrose du genou, un choc des surfaces articulaires l'une contre l'autre, aprés refoulement du liquide. Pour cela, fixant le pied d'une main, nous repoussions de l'autre les orteils d'avant en arrière, mais nous n'avons rien observé de bien net.

Outre ces phénoménes aigus localisés à sa partie interne, le pied présentait une déformation chronique et qui avait précédé l'arthrite astragalo-scaphoïdienne. Le creux plantaire était extrêmement accusé et décrivait une courbure exagérée du talon à la tête des métatarsiens, de sorte que ces têtes métatarsiennes semblaient abaissées et formaient une saillie anormale en bas. La peau de la région présentait une exagération des plis qui étaient plus profonds que d'ordinaire et limités par de véritables bourrelets cutanés ; ils s'étendaient plus loin à la partie externe. La face dorsale, par contre, présentait une voussure exagérée, en même temps qu'elle semblait diminuée dans son diamétre transversal.

Les tendons extenseurs formaient un relief trés accusé, soulevant la peau du dos du pied, surtout au niveau des articulations métatarso-phalangiennes ; les derniéres phalanges étaient en extension et formaient avec les premiéres un angle ouvert en haut.

De plus, il y avait une légére déviation du pied sur son bord externe, avec rotation en dehors. Il n'y avait pas, à proprement parler, d'angle formé par ce bord, à sommet situé à l'union de l'arrière-pied avec les métatarsiens, mais à ce niveau on observait une légére coudure avec quelques plis cutanés anormaux.

Le tendon long péronier latéral en arrière de la malléole correspondante faisait une légére saillie, plus appréciable au toucher qu'à la vue. Il ne formait pas cette bride saillante, soulevant notablement les téguments, que *Duchenne de Boulogne (Mémoires Soc. chirurgie, Paris 1858. Physiologie des Mouvements)* décrit et représente dans son pied creux-type par contracture du long péronier.

Cette déformation du pied s'était établie peu à peu, progressivement, sans douleurs spéciales, et le malade, qui ne s'en était jamais inquiété, n'a pu nous donner aucun renseignement précis sur la façon dont elle s'était faite. Il n'avait jamais remarqué qu'il y ait eu des intermittences, la déformation cessant par le repos pour se reproduire lors d'une course en vélocipède.

La déformation était d'ailleurs symétrique et absolument semblable sur les deux pieds. Il en est de même de l'arthrite.

Chez notre second malade, adressé également par M. le docteur Constantin Paul, nous avons trouvé identiquement les mêmes lésions ; même déformation déjà ancienne, et survenue peu à peu, des deux voûtes plantaires avec exagération de leur forme normale, légère déviation en dehors. Mêmes troubles articulaires, moins intenses peut-être et plus localisés au voisinage des cunéiformes.

Ces deux malades, sans avoir jamais eu, ni chez eux, ni chez leurs ascendants, des attaques de rhumatisme articulaire aigu, étaient des arthritiques avérés, avec migraines fréquentes, épistaxis, pityriasis du cuir chevelu, digestions pénibles, hémorrhoïdes, etc., etc.

Chez tous les deux, le système musculaire des membres inférieurs était bien développé ; les muscles du mollet, spécialement, étaient volumineux et vigoureux ; chez le second, à la suite de l'arthrite, probablement, ils ont diminué et sont aujourd'hui d'un volume inférieur à la normale.

A côté de ces deux faits personnels, nous pouvons en ajouter un troisième dans lequel nous n'avons pas malheureusement observé par nous même les phénomènes morbides à leur moment aigu. Nous tenons cependant à le citer tel qu'il est, simplement à cause de la marche suivie par l'affection.

Il s'agit d'un jeune homme qui, au début de ses exercices vélocipédiques, éprouva des douleurs passagères dans les muscles fatigués, et de plus des phénomènes d'arthrite au niveau du tiers moyen du bord interne du pied. Au bout de quelque temps, les douleurs cessèrent, le gonflement disparut, mais depuis cette époque, le pied, normalement conformé jusque là, est devenu plat, sans d'ailleurs présenter les symptômes autres de la tarsalgie des adolescents.

En somme, il s'agissait d'une arthrite astragalo-scaphoïdienne survenant dans le cours d'un pied creux légèrement valgus, se rapportant beaucoup par ses caractères extérieurs de celui qu'a décrit *Duchenne de Boulogne*, dans la contracture du long péronier latéral.

On ne saurait y voir l'affection que le même auteur a dénommée griffe-pied-creux par paralysie des intérosseux. Nous avons songé un instant à cette paralysie, par suite des pressions que pourrait peut-être supporter la branche nerveuse destinée à ces muscles, quand elle traverse la voûte plantaire après s'être séparée des rameaux sensitifs qui continuent la direction du nerf plantaire externe. Mais les caractères de la déformation sont tout à fait distincts ; il n'y a guére qu'un point de commun : l'exagération de la voûte plantaire. Celle-ci est accompagnée dans nos observations : de gonflement du diamètre transverse du tarse, d'extension des dernières phalanges, d'un petit degré de valgus. Ces trois caractéres manquent dans la paralysie interosseuse, où le diamètre transverse n'est pas changé, où les orteils sont en griffe, avec extension de la première phalange, flexion des deux autres, et où il n'y a aucune déviation du pied en dehors. Ces caractéres suffisent pour repousser l'idée de paralysie interosseuse, sans compter que dans le cas premier, les autres branches nerveuses plus superficielles eussent été comprimées également ; et la paralysie interosseuse se serait forcément accompagnée dans ce cas, de paralysie des muscles abducteur, transverse et oblique du gros orteil qui reçoivent des rameaux du même nerf.

Bon nombre des anciens anatomistes, et en particulier *Winslow, Sabatier, Boyer, Bichat*, ont admis dans leurs ouvrages que les petits muscles plantaires qui, par leur tendon terminal, viennent s'insérer aux os sésamoïdes du gros orteil, en particulier l'adducteur de ce gros orteil, agissaient, lors de leur contraction, d'une part par leur extrêmité antérieure, en abaissant le gros orteil, et d'autre part, par leur extrêmité postérieure, en attirant en avant les os du tarse et plus spécialement le calcanéum. En somme, comme tous les muscles, ils tendent, en se contractant, à rapprocher leurs deux extrêmités, et comme leurs deux insertions se font à des os assez mobiles, ils peuvent exécuter ce mouvement double qui reporte le calcanéum en avant, le premier métatarsien en arrière. Par suite, la longueur de la voûte plantaire est diminuée et sa hauteur augmentée ; il en résulte une exagération du creux plantaire.

Cette opinion a été reprise plus récemment par *Henke*, qui l'applique à la pathogénie du pied plat. Pour lui, et il est revenu à différentes reprises sur ce point, la tarsalgie serait due, non pas à une contracture des muscles de la jambe, mais à l'insuffisance des muscles plantaires. Quand ils sont devenus incapables de maintenir la voûte, l'aplatissement est constitué (le valgus est dû à l'insuffisance du muscle tibial antérieur.)

Duchenne de Boulogne n'admet pas ce rôle physiologique des muscles sésamoïdiens du gros orteil ; ils ne servent en rien au maintien de la voûte plantaire et ils sont incapables de la tenir telle qu'elle est. Pour étayer son opinion, il se base sur les nombreux faits de paralysie du long péronier, dans lesquels il est impossible d'abaisser vigoureusement le premier métatarsien et de maintenir la concavité plantaire.

L'opinion de ce physiologiste nous a fait rejeter l'idée que nous avions eue d'une contracture ou d'une rétraction par myosite de ces muscles plantaires, soumis à des pressions répétées et prolongées quand la pédale du vélocipède entre en contact avec la voûte plantaire. De plus, s'il s'agissait d'une contracture de ces muscles, spécialement de l'adducteur du gros orteil, nous aurions eu chez nos malades, outre l'exagération de la voûte, une sorte d'enroulement du pied sur son bord interne, tandis que nous avions au contraire une rotation en dehors.

Il est donc impossible, à notre avis, de rattacher cette déformation à des troubles des muscles du pied ; la contracture des muscles plantaires ne saurait la produire, et la paralysie des interosseux en produit une toute différente : aussi avons-nous cherché une autre cause.

Bon nombre d'auteurs ont insisté sur les déformations ou les troubles de nutrition qui surviennent dans l'extrêmité terminale du membre inférieur, lors de certaines positions habituelles (Parésie des membres inférieurs par compression nerveuse chez les arracheurs de pommes de terre — 5 cas de Zenker — 1 cas de Roth). Kœchlin-Schwartz a noté des troubles chez les ouvriers travaillant sur un sol dur. Mais nous ne croyons pas que la déformation du pied puisse résulter de la pression à laquelle est soumise la voûte lors des courses prolongées. Cette pression se produirait en effet dans le vélocipède, de bas en haut, absolument comme dans la marche ou la station verticale. Il est vrai qu'elle est plus limitée comme étendue et qu'elle ne se fait pas sentir sur toute la voûte du talon proprement dit au talon antérieur ; elle n'aura donc pas autant de tendance à produire l'affaissement. Mais elle agit néanmoins sur tout le diamètre transversal du pied, et tend par suite à refouler en haut les deux extrémités de son diamètre, de sorte qu'en définitive elle se traduirait par un aplatissement de la voûte au niveau de la pédale et une sorte de pied plat par relâchement des ligaments inférieurs. Reste la contracture musculaire portant sur les muscles de la jambe, c'est-à-dire ceux qui produisent le plus grand nombre de déformations du pied. On peut éliminer d'emblée celle des muscles de la région postérieure, puisqu'il n'y avait point d'équinisme ; il en est de même de celle du jambier antérieur qui produit une rotation en dedans, etc. Nous croyons qu'il s'agit de celle des muscles péroniers et extenseurs. La contracture du long péronier latéral présente en effet tous les symptômes que nous avons observés : exagération de la voûte plantaire avec diminution du diamètre transverse, rotation en dehors, saillie du tendon derrière la malléole externe. Ce dernier signe seul était peu marqué, ce qui tient probablement à ce que la lésion musculaire étant encore peu avancée, il ne s'était pas produit de rétraction sensible diminuant la longueur du muscle. Dans la contraction ordinaire et même forte de ce muscle, il n'y a pas de saillie appréciable de ce tendon et le soulèvement de la peau ne s'observe guère que dans les cas où la rétraction est considérable.

La troisième observation, malheureusement incomplète, vient à l'appui de cette contracture du long péronier, et elle est d'autant plus remarquable, qu'à la contracture a succédé une impotence fonctionnelle de ce muscle, donnant lieu à un aplatissement de la voûte plantaire.

La contracture des extenseurs, qui se traduisait par l'extension des phalanges et la saillie des tendons sur la face dorsale du pied, n'a rien de surprenant. *Duchenne de Boulogne* l'a trouvée coïncidant d'ordinaire avec celle du long péronier, et il en est de même pour celle du court péronier. On ne saurait invoquer, pour expliquer l'extension des phalanges, un simple phénomène d'élongation musculaire ; celle-ci se produit bien lors de la faradisation du triceps sural ou du long péronier, mais dans ce cas, elle ne fait sentir son action que sur la première phalange ; les dernières restent dans la flexion. Aussi, croyons-nous qu'il y avait, dans nos observations, plus que de l'élongation des extenseurs, c'est-à-dire une légère contracture.

Quelle est la cause de cette contracture portant sur le long péronier et sur les extenseurs ? Nous ne croyons pas qu'elle soit dûe à une irritation des nerfs périphériques ; on s'expliquerait ainsi difficilement sa localisation et l'absence des troubles sensitifs. Elle tient en grande partie à la fatigue exagérée supportée par le muscle. *Onimus*, dans son article CONTRACTURES du *Dictionnaire encyclopédique*, insiste sur les contractures qui se produisent dans les muscles fatigués. Tout le monde a pu les observer sur soi-même : lors d'une marche forcée un peu rapide, il apparaît tout à coup une certaine raideur du pied avec douleurs dans les masses musculaires de la région antéro-externe de la jambe ; la marche devient difficile, mais dès qu'on prend une allure plus modérée, ces phénomènes diminuent d'intensité pour bientôt cesser complètement.

Bon nombre de vélocipédistes ressentent, à leurs débuts, quelque chose d'analogue. La plupart du temps, il y a accoutumance, et peu à peu les muscles deviennent capables de fournir, sans trop de fatigue, le travail qui leur est demandé. Chez quelques-uns, cette accoutumance se fait mal, et lors du moindre excès de fatigue, ils ressentent tout à coup des crampes qui les obligent à mettre pied à terre et à marcher pendant une demi-heure et même quelquefois plus.

Ces contractures des muscles fatigués s'expliquent fort bien par les recherches d'*Hermann* sur les phénomènes chimiques de la contraction musculaire. Le muscle à l'état normal contient une substance azotée, la musculine ou inogène, qui se décompose, lors de la contraction, d'une part en acide carbonique et en acide sarcolactique qui sont éliminés par la circulation, d'autre part en un corps albumineux, la myosine, qui se présente d'ordinaire à l'état gélatineux ; si la décomposition a été très loin, cette myosine peut même se présenter à l'état presque solide. Quand l'inogène est épuisée, le muscle reste dur, contracturé, dans un état analogue à la rigidité cadavérique ; mais bientôt, par suite de la circulation, le sang emporte les déchets et amène de nouveaux éléments, l'oxygène spécialement, qui, en se combinant à la myosine, reproduira l'inogène. En somme, dans ces phénomènes, l'inogène et le sang jouent le rôle le plus important, et il pourra se produire des contractures soit lorsque la myosine se formera trop vite et en trop grande quantité, soit lorsque le sang arrivera en trop petite quantité ou qu'il sera de mauvaise qualité.

Chez les vélocipédistes, et surtout chez ceux qui nous ont fourni nos observations, deux de ces causes peuvent être invoquées. La première, absolument incontestable, est la fatigue musculaire. Les muscles de la jambe travaillent beaucoup chez les vélocipédistes ; ils se développent et acquièrent un volume remarquable ; aussi ne faut-il pas s'étonner qu'à un degré de plus, c'est-à-dire quand de l'usage modéré on passe à l'abus de l'organe, il puisse se produire des troubles dans la nutrition.

En même temps il faut incriminer la circulation, elle se fait mal dans les membres du vélocipédiste acharné, et c'est un point sur lequel nous désirons attirer l'attention. Dans bon nombre de cas cités par différents auteurs, l'usage du vélocipéde a été favorable aux varices et les a fait diminuer, alors qu'elles n'avaient atteint que le premier degré. D'ailleurs, tout exercice bien réglé des membres inférieurs facilitant la circulation et permettant d'éviter la stase sanguine eût eu le même résultat. Mais chez ceux qui abusent de l'exercice, l'effet salutaire ne se produit pas, au contraire; les varices existantes sont aggravées rapidement, et il s'en montre chez ceux qui, jusque là, en étaient indemnes. Nous avons, en effet, trouvé des varices chez la plupart des vélocipédistes et presque tous ne les avaient remarquées qu'à partir du jour où ils s'étaient mis à parcourir le plus de kilométres possible dans le moins de temps. La production de ces varices s'explique d'une part par la contraction musculaire prolongée des muscles de la jambe; d'ordinaire, cette contraction chasse le sang de la superficie dans les veines profondes (Ledentu), mais si cette contraction se prolonge, si le muscle reste dur, et c'est ce qui se passe chez le vélocipédiste dont le pied reste toujours dans un certain état d'extension, les veines musculaires anastomotiques ne sont plus perméables, la contraction n'aide plus à la circulation et le sang s'accumule dans les veines superficielles qui se dilatent.

D'autre part, le vélocipédiste est toujours penché en avant sur sa selle, la cuisse est assez fortement fléchie sur le bassin, et il peut en résulter une gêne de la circulation de retour au niveau du pli de l'aîne, gêne que viendra encore augmenter la stase veineuse.

En résumé, nous croyons que la contracture de ces muscles est dûe en grande partie à l'excès du travail fourni, l'accoutumance ne se produisant pas à cause peut-être des troubles circulatoires résultant des varices.

A ces considérations sur l'état local du membre provoquant la contraction, nous pouvons en joindre d'autres sur lesquelles, d'ailleurs, nous n'osons pas trop insister, car nous ne possédons à ce sujet aucune observation bien nette. En Angleterre, on a signalé chez ceux qui abusent du vélocipède toute une série de troubles nerveux, on y a trouvé des myélites, de la neurasthénie, etc... Le docteur *Strahou (The Lancet,* 11 décembre 1884), puis, à la suite d'une polémique engagée à ce sujet, le docteur *Herschell* ont insisté sur ces troubles nerveux, qu'ils qualifiaient d'ailleurs d'obscurs. Ils accusent une trépidation du vélocipède qui se prononce surtout dans les courses menées grand train, et qui, se transmettant à la moëlle épinière, produirait quelque chose d'analogue à ce que l'on nomme *railway-spine*. Peut-être ces troubles médullaires jouent-ils aussi un rôle dans la contraction des muscles de la jambe? C'est ce que tendent à faire croire les spasmes de ces muscles, et le tremblement oscillatoire qui se produisait quand on cherchait à redresser le pied de nos malades.

Nous avons recherché avec beaucoup de soin l'époque d'apparition des douleurs articulaires par rapport à la déformation, croyant avoir affaire à une contracture réflexe. *Ruggi* présentait, en 1879, à la

Société médicale de Bologne, deux observations de pied varus équin, succédant à une arthrite calcanéo-astragalienne. *Onimus* avait, auparavant, décrit une arthrite calcanéo-cuboïdienne produite par les chaussures à talon élevé, et produisant à son tour, par réflexe, une contracture des jumeaux, du soléaire, des péroniers, avec déformation du pied, etc. Ces arthrites déterminant une contracture réflexe, sont bien connues aujourd'hui, et nous croyions observer quelque chose d'analogue ; mais dans nos deux cas, l'arthrite n'a pas été la première ; elle n'est apparue que très tard, alors que la déformation existait depuis longtemps déjà ; aussi ne saurait-on la lui imputer.

Quoi qu'il en soit, nous avons observé deux cas de pied creux double, dont nous rattachons l'origine à une contracture du long péronier latéral, succédant à un excès de travail et peut-être à des troubles circulatoires et médullaires. Mais, en général, le pied creux, à l'inverse du pied plat acquis, n'est pas douloureux, et *Duchenne de Boulogne* insiste sur ce point. Cependant, *Bouvier* a déjà signalé un cas de pied creux par contracture du long péronier, dans lequel l'abduction était considérable; le pied reposait sur le scaphoïde et à ce niveau se manifestaient des douleurs. Il est probable que dans ce cas elles ne tenaient point à une arthrite, mais simplement aux pressions supportées par les parties molles qui, d'ordinaire, n'entrent pas en rapport avec le sol. *Duchenne* cite aussi deux cas où il y avait des douleurs qui provoquaient la contracture et augmentaient par la marche; mais il ne spécifie pas assez l'époque d'apparition des douleurs par rapport à la contracture.

Dans nos deux cas, le mécanisme de l'arthrite ne nous paraît pas facile à expliquer. Faut-il invoquer, comme on l'a fait pour les douleurs articulaires du pied plat, une lésion tenant à des pressions anormales sur une articulation ? Nous ne le croyons pas : un refoulement de bas en haut des os du tarse, accompagné de frottements cartilagineux et de tiraillements ligamenteux suffirait pour produire une arthrite chez des individus arthritiques ; mais pourquoi ces troubles seraient-ils localisés à l'articulation scaphoïdo-astragalienne ? Dans la position du vélocipédiste, le sommet des deuxième et troisième cunéiformes ne peut entrer en contact avec la pédale. Profondément situés tout en haut de la voûte, ils restent séparés de cette pédale par un espace d'au moins dix à douze millimètres rempli de parties molles, de sorte qu'ils ne supportent aucune pression directe. Les os situés aux deux extrémités du diamètre transverse de la voûte, premier cunéiforme en dedans, cuboïde en dehors, entrent au contraire en contact avec la pédale, et ce sont eux qui supportent tout l'effort, protégeant les deux premiers dont la forme aurait facilité le soulèvement. En réalité, cet effort n'est pas considérable, car il est atténué en grande partie par les parties molles, la peau avec sa couche graisseuse à lobules comprimés, les muscles formant un coussin protecteur. De plus, la forme du premier cunéiforme rend difficile son élévation isolée ; sa base, en effet, est inférieure et elle présente, en dedans, au niveau de l'articulation avec le scaphoïde, une sorte de tubercule qui se prolonge sous ce dernier os ; toutes choses qui rendent sa subluxation en haut presque impossible ; il faut, pour la produire, un effort violent, et encore n'est-elle jamais directe. La disposition du scaphoïde est la même par rapport à l'astragale.

Aussi, quand, plaçant un pied disséqué de telle sorte qu'il repose sur une lame transversale résistante, comparable à une pédale de vélocipède, on opère avec les mains des pressions aussi semblables que possible à celles que détermine la contraction musculaire, on a bien une exagération de la saillie dorsale du premier cunéiforme avec légère tension des ligaments, mais il n'y a pas, à proprement parler, déplacement osseux suffisant pour produire une arthrite. Il en est de même quand la pression porte sur le scaphoïde. De plus, dans ces deux expériences, tous les os du tarse sont mis en mouvement, le cuboïde et le cinquième métatarsien en dehors subissent une élévation tout aussi considérable que le premier cunéiforme ; l'arthrite, si telle était sa cause, devrait s'étendre aussi bien aux articulations externes et on ne comprendrait point sa localisation à la partie interne.

Si, sur ce même pied disséqué, on tire dans l'axe du tendon long péronier, on obtient le mouvement classique : abaissement du métatarsien du gros orteil, abduction du pied avec rotation en dehors. Mais si l'on vient à immobiliser en quelque sorte la tête du premier métatarsien en le faisant reposer sur un plan fixe sur lequel on l'appuie fortement, comme sur la pédale du vélocipède, les articulations mises en jeu par la traction sur le tendon long péronier ne sont plus les mêmes. La même série de mouvements tend bien encore à se produire, mais aucun d'eux ne peut se réaliser ; abduction, rotation en dehors, abaissement du métatarsien sont empêchés par cela même que le pied repose par toute l'étendue de son diamètre transversal. Le muscle agit encore cependant, mais surtout en rétrécissant le diamètre transverse et en augmentant la concavité de la voûte. On voit, en effet, un mouvement bien accentué des cunéiformes qui se portent en bas, en masse, en même temps que leur extrêmité inférieure tend à se reporter en dehors, et la supérieure en dedans. Les ligaments supérieurs qui les unissent entre eux et surtout ceux qui, en arrière, les rattachent au scaphoïde, se tendent fortement ; ce dernier os est entraîné à son tour, et il exécute sur son axe un mouvement analogue ; c'est-à-dire qu'il bascule en dedans, mais avec beaucoup moins d'énergie. En agissant sans trop de force sur ce tendon péronier, on voit que la distension des ligaments est assez considérable et on conçoit que lors d'une contracture il puisse se produire des attritions cartilagineuses, de petites entorses avec tiraillement des ligaments qui, un jour, sur un terrain disposé, pourront donner lieu à une arthrite.

Nous avons trouvé, dans *Duchenne de Boulogne*, une observation où la contracture du long péronier a produit quelque chose d'analogue, et nous ne saurions mieux faire que de la rapporter en la résumant.

« *CXCVIII. — Physiologie des mouvements, page*
« *1014.* — Jeune homme de ving-un ans, affecté d'un
« double pied plat, qui venait se faire soigner d'une
« fracture du pied droit, datant de quelques semaines.
« Ce malade présentait au niveau de l'articulation du
« premier métatarsien avec le premier cunéiforme, des
« phénomènes inflammatoires (douleur, gonflement),

« qui s'étaient progressivement accentués. En même « temps, on constatait une subluxation en bas du « premier métatarsien. En cherchant à le remettre en « place, on provoquait uue douleur vive au niveau de « l'article et une tension du tendon long péronier « derrière la malléole. Après ténotomie de ce tendon, « on put corriger la subluxation, et bientôt après les « phénomènes inflammatoires cessèrent peu à peu. »

Dans ce cas, ajoute un peu plus loin *Duchenne*, si la luxation a été localisée à ce point, c'est que probablement les autres ligaments dorsaux de la région étaient raccourcis par suite de l'ancienneté du pied plat.

Ainsi donc, nous croyons nous trouver en présence d'une affection spéciale, au moins par son étiologie ; il s'agirait d'une contracture du long péronier latéral, causée surtout par une exagération de travail musculaire fournie par le vélocipédiste. Cette contracture se traduit par un pied creux valgus. Puis, cette première affection étant constituée, les ligaments supérieurs étant déjà quelque peu distendus par suite de l'exagération de la convexité du dos du pied, la contracture, aidée par les nouveaux efforts et peut-être aussi beaucoup par les secousses musculaires, amène, par une série d'entorses, une affection aiguë dans toute l'articulation.

La possibilité de la marche qui, loin d'amener, comme d'ordinaire, une exacerbation des douleurs, causait au contraire un soulagement constant, vient encore confirmer cette idée qu'il s'agit d'une arthrite par mauvaise position et tiraillement ; dans la marche, le poids du corps tend à effacer la voûte plantaire dont il diminue la concavité ; les surfaces articulaires reprennent leurs rapports normaux, et il y a soulagement.

Bien entendu, la déformation n'apparaîtra pas chez tous les vélocipédistes, mais nous croyons fort utile d'insister ici sur les inconvénients que présente l'abus de cet instrument. Cela surtout pour les jeunes sujets chez lesquels les différents tissus n'ont pas encore atteint tout leur développement et acquis toute leur résistance. Leurs os et leurs articulations surtout ont gardé une malléabilité qui leur permettra de recevoir plus facilement toute impression fâcheuse, et surtout de la rendre plus difficile à guérir. Quand le squelette aura subi une déformation par suite de pressions nouvelles supportées, on aura beau faire disparaître la cause de la déformation, celle-ci tendra à persister, et malgré les appareils, elle le fera dans certains cas ; c'est alors qu'il faudra, pour rétablir les formes, avoir recours à une opération véritable, comme dans tout pied-bot. .

Quant à l'arthrite, nous croyons qu'elle n'apparaîtra que chez les sujets prédisposés aux affections articulaires par leurs antécédents héréditaires ; mais dans certains cas, elle pourra peut-être devenir dangereuse, notamment si elle se manifeste chez des gens suspects de tuberculose.

Sur un terrain ainsi préparé, cette arthrite, difficile à guérir chez un sujet sain et tendant d'elle-même à la chronicité, pourra fort bien changer de nature et devenir fongueuse, entraînant ainsi toute un série de complications, sur la gravité desquelles nous n'avons pas à insister.

Le diagnostic de la déformation est facile ; celui de

l'arthrite l'est un peu moins ; on y arrivera, cependant, en tenant compte de ce fait que les lésions osseuses ou articulaires avec lesquelles on pourrait la confondre sont assez rares ou accompagnées d'autres symptômes qui ne laissent pas longtemps subsister le doute.

En présence d'un gonflement avec douleur, localisé à une seule articulation du pied, le médecin songe d'abord à la blennorrhagie ; mais celle-ci se cantonne d'ordinaire dans l'articulation tibio-tarsienne, exceptionnellement dans les autres ; c'est ainsi que sur 212 cas d'arthrite blennorrhagique cités dans la statistique de Fournier, les articulations du tarse et celles du métatarse n'ont été prises que cinq fois. D'ordinaire, l'affection se localise dans les bourses séreuses de la région, spécialement dans la rétro-calcanéenne ou encore dans celles qu'ont décrites *Lenoir*, puis *Richet*, à la plante du pied, et qui correspondent aux trois points d'appui principaux : talon, tête du premier et du cinquième métatarsien. Le siége n'est donc pas le même, et d'ailleurs il suffira de regarder l'urèthre pour établir le diagnostic. On ne confondra pas non plus avec la goutte ; une attaque de cette affection débute brusquement, la nuit, en général, par de vives douleurs, soit dans la tibio-tarsienne, soit encore mieux dans l'articulation métatarso-phalangienne du gros orteil ; la peau est d'un rouge sombre, presque livide, avec de grosses veinosités ; la marche est impossible, etc.

Les antécédents, les attaques antérieures, s'il y en a eu, la présence de tophus, ne laissent aucun doute.

On ne confondra pas non plus avec l'inflammation d'une bourse séreuse accidentelle ; ces dernières sont rares au niveau du bord interne du pied ; cependant, *Velpeau* en a observé une sur la face dorsale du scaphoïde, et d'ailleurs il est possible qu'il s'en fasse plus facilement sur un pied déformé. Dans ce cas, il n'y a rien d'articulaire ; aussi les mouvements ne sont-ils pas très douloureux ; la pression est douloureuse surtout là où le gonflement atteint son maximum, et non au niveau d'un interligne articulaire.

Il est encore une petite affection assez rare, signalée par *Duplayet*, étudiée dans la thèse de *Cottin*, qui pourrait causer quelque erreur. C'est un ostéo-périostite subaiguë du premier métatarsien, se développant chez les jeunes sujets, se traduisant par un gonflement considérable, sans beaucoup de douleurs ni de réaction inflammatoire, qui finit par se résoudre à peu près complètement, mais qui, parfois, pourra s'abcéder. Dans ce cas, la lésion siége en avant du tubercule du premier métatarsien, les articulations des cunéiformes avec le scaphoïde sont indemnes, il n'y a pas de douleur à leur niveau, pas plus que dans les mouvements provoqués de cette région. L'ostéomyélite, surtout dans les cas comme en a signalé *Münch*, où elle atteint le premier cunéiforme et la partie voisine du scaphoïde, pourra causer quelque embarras, et c'est surtout par l'évolution ultérieure que l'on pourra trancher la question.

Enfin, il faudra soigneusement distinguer cette arthrite des ostéo-arthropathies tuberculeuses du pied ; ces dernières sont relativement peu fréquentes, toutes les statistiques s'accordent à peu près sur ce point, et on fera le diagnostic en se basant sur l'évolution insidieuse, les douleurs osseuses, la présence de fongosités et plus tard celles d'abcès et de fistules ; les antécédents seront aussi d'un grand secours.

Le traitement est assez difficile. On pourra essayer au début de lutter contre l'arthrite par les moyens antiphlogistiques ordinaires, badigeonnages de teinture d'iode, application répétée de pointes de feu. On aura également recours aux vésicatoires volants qui, parfois, amèneront une petite amélioration.

Mais les moyens seront d'ailleurs peu efficaces.

Il en est de même de la compression faite avec une bande de caoutchouc.

Ce qu'il faut, dans ce cas, comme dans toutes les arthrites, c'est une immobilisation de la jointure malade dans une bonne position.

Cependant, dans les deux cas qu'il nous a été donné d'observer, et après que les malades eurent essayé infructueusement ces divers traitements, nous tenons à signaler les bons résultats de l'usage des bains de boues thermales, associés à des douches chaudes locales.

Sous leur influence, la douleur et le gonflement ont disparu, et une amélioration très franche s'est produite dans l'état local du pied malade.

En résumé, nous concluons à l'existence d'une maladie *spéciale aux vélocipédistes*, comparable aux autres affections professionnelles, comme la talalgie des sergents de ville, la tarsalgie des adolescents, maladie qui se traduit par un pied creux, lequel pourra devenir douloureux par arthrite des articulations scaphoïdo-cunéenne et de Chopart.

DAX. — IMPRIMERIE DE L'*Avant-Garde*, 18, RUE DU MIRAILH.

www.ingramcontent.com/pod-product-compliance
Ingram Content Group UK Ltd.
Pitfield, Milton Keynes, MK11 3LW, UK
UKHW012307240726
13966UKWH00004B/1691